慢性腎臓病の改善と
自然治癒(力)
_{CKD}

——私の闘病体験から——

三宅洋左
Yousuke Miyake

けやき出版

慢性腎臓病(CKD)の改善と自然治癒(力)
―私の闘病体験から―

はじめに

　私事で大変恐縮ですが、小生は某クリニックで2013年夏「貴男は、立派なCKD（Chronic Kidney Disease, 慢性腎臓病）です」と診断されました。

　CKDの改善法は、現在のところ２つです。１つは血圧を降圧剤で下げることで、もう１つは食事療法です。前者はその時にはすでに実施していました。後者の食事療法とは、蛋白質の摂取制限と減塩です。こちらは腎臓食として、蛋白質と塩分を減量したものが市販されています。この制限については、一生続くものですからより永続きするものはないかと考えました。そこで、立派なCKDと診断されてから、約１か月後減塩はすでに実施していましたので、朝昼共に獣鳥魚肉なし、晩は従来通りの食事にすることにしました。

　もう１つ試みていることがあります。それは腎臓の位置はわかり難いので、その位置を意識しながら柔軟体操をすることです。これを実施した理由は、腎臓が鍛えることができる骨や骨格筋と同じ中胚葉から発生していること。もう１つは、腎臓には水のチャンネルと呼ばれる多数のアクアポリンが存在しています。そのアクアポリンの腎臓における多様性から同様のことが言えることがわかったからです。

　そして、半年後と１年後にはステージ3bからすぐにス

テージ3aに改善されました。このステージは良いほうからG1、G2、G3a、G3b、G4、G5で、さしずめG3a、G3bは人工透析（その実施は２日に１回、約4時間かかります）実施の予備軍というところでしょうか。

　なお、糖尿病性腎症には触れないことにしました。それは、この合併症は厳格なコントロールで病気の進行が防げることと、自然治癒（力）とは関係が強いとは言えないことです。

　もう１つ、この小冊子では柔軟体操をステージ3bの時に実施しましたが、この体操に限らず運動が実施可能なのは尿蛋白（－）の場合のみで、その強さも低いメッツのものです（メッツについてはⅡ-4をご参照ください）。

　以上からこの小冊子を闘病記として読んでいただきたいのです。しかし、そんな望みとは少々矛盾しますが、CKDの改善法の一部（運動すること）を考案しそれを実施しました。その結果、主治医からこのまま摂生していけば80歳までは、人工透析導入の可能性は低いでしょうと言っていただきました。

　なお、各ステージはeGFR男女・性別早見表（CKD診療ガイド、日本腎臓学会、P.68参考文献[1]）にて判明します。詳しくは、その原表を見ていただきたいのですが、当小冊子にもP.42に略図を記しました。

目　次

はじめに……………………………………………………… 2

Ⅰ．本当に慢性腎臓病（CKD）は改善できるのか ……… 6
　1．腎臓の形とその機能……………………………… 6
　2．自家製ダイアライザーのメンテナンスは早めに…… 7
　3．人工透析と社会参加………………………………10
　4．腎臓におけるアクアポリンの機能と分布…………12
　5．CKDはその進行の加速が問題です ……………18
　　休憩1．生活習慣病とCKDとの比較 ……………21
　　休憩2．自己流蛋白質摂取制限の食事……………24
　6．血管障害・ストレンベッセル・CKD ……………26
　7．CKDは老化現象か ………………………………29
　8．運動はCKDの改善につながるか ………………32
　9．CKD改善の経過 …………………………………37
　　㋴休憩．体内にいるお手伝いロボット ……………41

Ⅱ．自然治癒（力）とは・CKD改善との関係とは …………48

1．マクロファージを中心とした自然治癒（力）………49

2．慢性疾患と自然治癒（力）……………………………53

　　休憩3．恒常性維持とは……………………………54

　　休憩4．当小冊子の自然治癒（力）の言葉の使い方…56

3．自然治癒（力）の発がんに対する防御作用…………57

4．CKD改善と運動強度 ……………………………………60

5．慢性腎臓病の改善と自然治癒（力）……………………61

　　参考　eGFR男女・年齢別早見表とCKDステージについて…63

あとがき……………………………………………………66

参考文献……………………………………………………68

Ⅰ．本当に慢性腎臓病（CKD）は改善できるのか

1．腎臓の形とその機能

　腎臓は後腹腔内に2個あり、大動脈をはさみほぼ対称に存在しており、重さは約150gです。また、この臓器は糸球体と尿細管からなるネフロン（腎小体）が各約100万個ずつあります。

　糸球体は図Ⅰ-2（P.14）のような形をしており、尿細管は近位尿細管、ヘンレループ、遠位尿細管からなっています。腎臓の機能は血液の浄化すなわちNa、K等の電解質やpHを調節したり、また尿の再吸収（Ⅰ-4に若干詳しく記しました）を通して核酸や蛋白質の最終産物Cr（クレアチニン）や尿素等の老廃物を排泄します。

　また、腎臓は循環血液量や血液の浸透圧等の水の恒常性を守る役割があります。それに関係しているホルモンは、腎臓の尿細胞から分泌されるバソプレシンがあり、これはもとは脳下垂体で生成されたものです。腎臓自体では造血刺激ホルモンのエリスロポエチンや昇圧作用のあるレニンを生成し、ビタミンDを活性化する作用もあります。

腎臓は肝臓と共に沈黙の臓器と言われています。肝臓には脾臓という、弟子のような臓器があるためか老化はしません。一方、腎臓は老化します。すなわち動脈硬化や（若い頃は大変重要だった）蛋白質で障害が起きるようになります。

２．自家製ダイアライザーのメンテナンスは早めに
　腎臓は循環血液量や血液の浸透圧等の水の恒常性を守っていますが、とりわけ尿素やクレアチニン等の老廃物を排泄する尿を作っていることは重要です。CKDを含め腎臓病は自覚症状がないため治療することを怠ると、脳や心臓の血管障害になるリスクが高まるばかりか、それを回避できても腎不全になり、老廃物がたまり死に至ることがあります。尿が出なくなってから治療しても、遅すぎる場合が多いというわけです。
　治療法は直接効く薬はなく、人工透析※か腹膜透析※（P.10参照）か腎臓移植しかありません。また、人工透析を実施したら一生続けなければならない厳しさもあります。
　そこで、腎臓こと自家製ダイアライザー（人工透析器を表現したつもりです）のメンテナンス（保守）を早めにするのが賢明であるというわけです。このメンテナンスを始める時期を簡単に知るのに便利なのが、eGFR男女・年齢

別早見表（図Ⅰ-7に略図を記しました）です。

　軽いうちなら、高血圧ではなく減塩が習慣になっていれば適度の運動と食事に気をつけて、例えば肉類を多量に摂取しなければよいだけです。大豆製品とか美味なものは多数あるはずですから、そちらに切り替えればよいのです。

　それでは、透析患者さんはどんな生活になるのでしょうか。それをざっと見て行くことにします。

1）透析患者さんの生活

　患者さんの飲み水は、標準体重（ドライウエイト）を保つために、食事以外の水分は1日300mlです（参考文献[1)2)]）。普通の缶ビールが350mlですから、それ以下におさえないといけないわけで、夏の暑い日など飲み水にどれくらい苦労するのか想像がつかないくらいです。それはともかくとして、次に透析の合併症をあげてみたいと思います。

　透析患者さんの死因第1位は心不全です。急性の場合は透析による水分の入れすぎで、心臓への負担が大きくなって起きる場合が多いようです。慢性的に心臓の悪い人の場合は、透析液に含まれる活性酸素により動脈硬化が亢進してしまうことが考えられます。次に、透析の患者さんは、免疫力が除々に落ちて肺炎、結核や皮膚病に罹患しやすくなるそうです。従って、この小冊子が注目している自然治癒力をつける体とはほど遠い体になってしまうのでしょうか。その次に、患者さんの中には内臓の出血でショック症

状になる場合があるそうです。それは、透析中に血液が固まることを防ぐために、透析液に防擬固剤であるヘパリンを入れているためだと考えられます。最後に、透析の患者さんのほとんどの人は低血圧で、かつそれが不安定だそうです。そのため急なめまい、立ちくらみやけん怠感が出やすいそうで注意が必要です。

　以上は身体的なものでしたが、精神的には「透析の患者さんは治らない病気」ということで、うつ病になる人が多いため、心のケアが大切であることが指摘されています。ちなみに、1997年頃の透析患者さんの自殺は、一般の人の何10倍も多かったそうです。

　人工透析実施によって自然治癒（力）が下がる理由について、次に触れたいと思います。

2）人工透析と自然治癒（力）

　人工透析で、自然治癒（力）は下がると予測されます。これを分子レベルで考えてみたいと思います。グロブリン（血清成分の約43％を占めます）は分子量$1.5 \times 10^5 \sim 9.0 \times 10^5$（タンパク質の事典、朝倉書店、2008）が大きいので透析の半透明膜は通過しません。従って、抗原抗体反応には透析の患者さんには支障がないはずです。それより分子量の小さいアルブミン6.6×10^4もこの半透明膜は普通は通過しません。この蛋白質を、この膜を通過しない最低の分子量とします。ところが、自然治癒（力）に必要なイン

ターフェロンの a、β、γ は $1.5\times10^4 \sim 3.0\times10^4$ と分子量が小さいので、透析膜を通過しこの物質が失われるため、自然治癒（力）が低下するのではないかと考えられます。

まとめ

　CKDを含めた腎臓病は自覚症状がないため治療が遅れがちになります。従って、早めに気づき食事療法や降圧に努めるのが賢明です。

　また、不運にして人工透析実施を余儀なくされた場合は、自然治癒力は低下すると考えられます。

※人工、腹膜透析：時間短縮のため普通は腕にシャントを付ける必要があり、一方腹膜透析は腹部に透析口を付けます。相違点は多数ありますが、前者はまったくというわけではありませんが、普通その施設に行って前記しましたように2日に1回約4時間透析します。後者は自宅で実施できますが、1日に4回かん流液の交換が必要です。この方法の欠点は、透析口の炎症等で、約5年間の実施が限界のようです。従って、現在ではやはり人工透析が中心です。

3．人工透析と社会参加

　人工透析を1年間実施すると、1人約600万円かかるそうです。もちろん、それだけではないでしょうが、その医

療費が市町村の財政を圧迫しているのだそうです。ですから、役所の保健課等がその解消に腐心していることが今年（2014年）の５月のテレビで放映されていました。

　ある地方の市では、糖尿でかつ腎機能が低下している人に対して、検診データをチェックして、CKDになるリスクの高い人をトレーニングして、新たに透析する人の数を大幅に減少させたそうです。生活習慣病やCKDは自覚症状がないことも共通していますが、症状を好転させるために、トレーニングする必要があるところも共通しているようです。ですから、ゆくゆくは透析が必要になるような人が、そうならないということは、その所属する地域の財政にとってプラスになることで、社会参加したことになります。一方、透析患者さんになった人は、経済的な負担もかかりますが、２日に１回４時間の透析で生活の質の低下も避けられないわけです。

　このような社会参加と生活の質の２つの言葉は、生活習慣病やCKDという、現在の疾患をよく反映している言葉だと思います（〈休憩１〉もご参照ください）。これらの言葉と、自然治癒（力）との関係を図Ⅰ-1に示しました。社会参加は社会環境との触れ合いであり、人工透析を実施しないですめば生活の質を落とさずにすみます。また、自然治癒（力）は健康維持していないと得られません。これらの関係は図Ⅰ-1の矢印のように、自然治癒（力）から発して生活の質（良好な）で完結する形です。昔から健康

が一番とよく言われます。生活の質の低下とか向上も、生活習慣病の話ではよく聞く言葉です。

　健康も生活の質（良質の）も、人間の永遠のテーマです。ですから、CKDや生活習慣病に関しても、自然治癒（力）（健康維持）→社会参加（社会環境）→生活の質（良好な）という永遠のテーマの追求に他ならないと思われます（自然治癒（力）については図Ⅱ-2もご参照ください）。

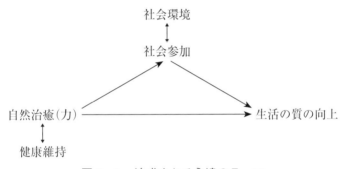

図Ⅰ-1　追求される永遠のテーマ

4．腎臓におけるアクアポリンの機能と分布

　水から陸に上がった人間を含めた地球上の生物にとって、生命を守るためには水の恒常性維持は特に死活問題だったと思います。その重要な水の処理場とも言える腎臓では、生成した原尿をろ過してさらに再吸収し処理しています。その再吸収には水のチャンネルと呼ばれているアク

アポリン[3]（AQP、ピーター・アグレはこれに対する業蹟で2003年にノーベル賞を受賞しました）が作用しています。AQPには13種ありますが、その人体における分布と腎臓機能とはどういう関係があるかを検索しました。

　腎臓機能の中心は糸球体のろ過作用ですが、上記しましたように、そこでできた原尿をこの臓器は、一見面倒であると思える再吸収ということを行って処理しています。

１）腎臓機能と再吸収
　上記しましたように、腎臓機能における再吸収は尿細管等で行われます（図Ⅰ-2をご参照ください）。尿細管等とAQPの種類とその再吸収の率は、
　　近位尿細管　　　AQP１、７　　　　60％
　　ヘンレの下行脚　AQP１　　　　　　20％
　　遠位尿細管　　　AQP２、３　　　　15％
　　集合尿細管　　　AQP２、３、４　　4〜5％
で行われています。

　腎臓はろ過以外にも重要な再吸収という役割があります。それは有害なものを摂取した時とか、尿素やクレアチニン等のように体内でいらなくなった老廃物を排泄していることです。それをなんと、体に必要な栄養素と一緒に排泄しているのです。すなわち、一度原尿を捨て、必要な糖分やミネラルだけを再吸収しているのです。これは、各々

の毒物を1つ1つ選択せずに排泄するという、実は巧妙な機構であると思います。

実際には図Ⅰ-2のヘンレループ下行脚で、浸透圧1,000osmあった尿が集合尿細管が終わる頃には、最大50osmの20倍に希釈されます。ということはそんなに距離のない腎臓から膀胱までの間に、バケツをひっくり返したほど希釈されるわけで、これは水の受動輸送だけではとうてい不可能なことです。それを可能にしているのがAQPという蛋白質だったわけです。

2）多数の臓器に関係しているAQP

AQPの種類は現在のところ、AQP0〜12の13種が知られています。そして表Ⅰ-1のように多数の臓器、部位や

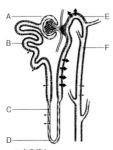

部　位	糸球体で濾過される水の再吸収率(%)	(mOsm/kg)		発現するアクアポリン
A	糸球体		300	
B	近位尿細管	60		AQP1、7
C	ヘンレ下行脚	20		AQP1
D	ヘンレループ下行脚		1,000	
E	遠位尿細管	約15		AQP2、3
F	集合尿細管	約4〜5	集合管に到達時 50	AQP2、3、4
			排泄時 50〜1,000	

→：水の流れ
➡：ナトリウム(Na)の流れ

図Ⅰ-2　ネフロンの構造とアクアポリンの分布

(佐々木成編、水とアクアポリンの生物学[3] 西原絵里他より引用しました)

血球等に関係しています。それについて、多数関係しているAQPからあげますと、

　腎臓　AQP 1、2、3、4、6、7、(11)の7種
　腸、眼、精巣ではAQP 1、3、4、7、8、(その他の臓器は省略します)
　脳は、AQP 1、3、4、9
　他の臓器等はAQPの種類は1～3です。
　逆にAQPの臓器等に関係している数は、
　AQP 1　　　　　　12臓器
　AQP 4　　　　　　9臓器
　AQP 3　　　　　　8臓器
　AQP 8、9　　　　　4臓器
　AQP 5、7　　　　　3臓器
　AQP 2　　　　　　2臓器
　AQP 0、6、11、12　1臓器

でした。ただし、AQP 3とAQP 7はアクアグリセロポリンです。これはグリセリンが腸、眼、気管等で存在することから考えますと、エネルギー源の他に、外部からの侵入物との接触面を滑らかにして生体を防御する意味もあると思います。

3）体外からの影響とAQP

　AQPは13種も分布していますので、これも表Ⅰ-1のように共通した臓器に分布しています。これについて、共通

の分布の一番多いAQPとそれに所属する臓器をあげますと、

　AQP１、３、４　　脳、眼、腸、腎臓
　AQP１、８　　　　腸、精巣、肝臓、唾液腺
その中で、対でかつ多数存在しているAQPは、

　AQP３、４　　脳、腸、眼、鼻腔、気管、腎臓、皮膚
でした。AQP３はグリセロポリンの仲間です。ここで、上記のAQP３、４のうち、AQP４を取り上げて考えてみたいと思います。ところがこの中に加えたもの（組織）が２つあります。それはAQP４だけ存在する筋肉と脊髄です。これらのうち体外から衝撃を受けている臓器は腸、眼、皮膚等多数ですが、その逆の受けていない臓器等は腎臓、脳、脊髄です。実は、最終的に上記の臓器群に注目したいわけです。

　その前に、刺激を受けている内容を考えてみますと、皮膚と筋肉では運動や体外からの刺激、気管、鼻腔は空気で、腸はもちろん食物や水です。受けていない臓器のうち、脳と脊髄は外部から刺激を受けることはほとんどないと思われます。しかし、腎臓は表面的にはあまり気がつきませんが、柔軟体操やスポーツによって刺激を与えることができ、また、それに対応している臓器でもあります。この腎臓が、運動や体外からの衝撃等に対応できる臓器であることは、発生学的にも言えることです。これについては〈Ⅰ‐8　運動はCKDの改善につながるか〉をご参照ください。

表Ⅰ-1　ヒトのアクアポリンの分布

脳	AQP1、3、4、9	胆のう	AQP1
眼	AQP0、1、3、4、5	腎臓	AQP1、2、3、4、6、7、11
鼻腔	AQP3、4	脊髄	AQP1、4
唾液腺	AQP1、5、8	腸	AQP1、3、4、7、8
気管	AQP3、4	精巣	AQP1、2、7、8、9
心臓	AQP1	赤血球	AQP1、3
肺	AQP1、5	白血球	AQP9
膵臓	AQP12	筋肉	AQP4
肝臓	AQP1、8、9	皮膚	AQP3、4

(佐々木成編、水とアクアポリンの生物学[3]《太田哲人 他》より引用しました)

まとめ

　腎臓機能では、ろ過と並んで重要なのは再吸収です。その再吸収に大きく関係しているのが、水のチャンネルと呼ばれるアクアポリン（AQP）です。このAQPは13種あり、このAQPが最も多く存在しているのが腎臓の7種で、このことからも腎臓とAQPの密接な関係がわかります。

　また、腎臓には自身の運動や体外から衝撃等を受けることの多い皮膚、鼻腔や腸（摂取した食物は体外とみます）のAQP3、4という同じAQPが存在します。さらに筋肉にもAQP4が存在しています（AQP3はグリセロポリンですからここでは重視されません）。こんなところから、腎臓は腸、皮膚、鼻腔や筋肉等と同じように、運動や体外

からの衝撃に対応できる性質をもつ臓器であることがわかると思います。

5．CKDはその進行の加速が問題です

　CKDは自覚症状がないまま進行しているケースが少なからずあります。例えば、健康診断の結果から医師に貴男（女）は手遅れですから、人工透析を受けてください、と言われるケースが少なからずあると思います。これが怖いのです。

　ですから、検査データで蛋白質制限や減塩等が必要になる時期を重要視して、素早くそれを実施するのが、賢明であるわけです。

　さて、CKDの進行の加速は、図Ⅰ-3（参考文献[4]）の下群（この図では×印でCKD群です）がそうです。上群の4例は正常例でGFR※（P.20参照）が50mL／分／1.73㎡（ステージG3aのほぼ平均値[4]）で下群のCKDの例は、上群の正常例の腎臓機能が約50％に低下しているわけです。これは、図Ⅰ-3における正常群とCKD群との勾配の違い（進行の加速）として認められます。次に、CKDの例について、FF：ろ過率でも検索してみました。

１）FF率とCKD進行の加速

　CKD進行の加速の時期は、生理的と病的老化が合併し

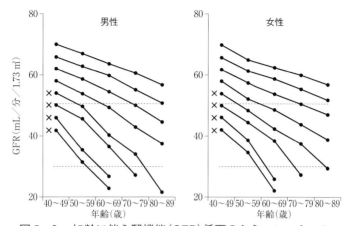

図Ⅰ-3　加齢に伴う腎機能(GFR)低下のシミュレーション

GFR50mL／分／1.73㎡未満の患者(×印)は2倍以上の速さで腎機能が低下する
(Imai E, at el. Hypertens Res 2008；31：433―441.
より引用、改変は日本腎臓学会によります)

た時期であると考えられます。このような病態の変化は、上記しましたようにFF率の測定で知ることができます。

　その式とは、FF＝GFR／RPF（腎臓血流量）です。基準率の下限率は0.20で、上限はそれより高く0.22です。

　このFF率のもう少し詳しいことは、この項の終わりに記します[※※]（P.21参照）が、ようするにこの率の低下時期がCKDではGFRの正常例の腎機能低下が約2倍になる時と一致すると考えられるわけです。

　ですから、GFR50mL／分／1.73㎡の境界となるこの値は重要な値となります。すなわち、60歳代の人の例をとれ

ば、男女性それぞれ血清Cr値が1.20〜1.30、0.80〜0.90mg／dℓになったとします。そうしますと自覚症状もないのにこんな微少なeGFR値の変動によって、生活の重大な変更である蛋白質や食塩の食事制限が必要になるのです。これがCKDが改善するか否かのポイントとなる点です。以上の例は、尿糖尿蛋白は共に（−）の例を対象としました。

　CKDが進行した場合、これを一時的にストップさせることができる人工透析も、1回実施しますと、一生続ける必要があります。そのため生活の質の低下があるばかりではなく、経済的な負担も大きいと思われます。

まとめ

　CKDの進行は、GFR50mL／分／1.73㎡（ステージG3aのほぼ平均値です）から加速されます。このステージになりましたら、速やかに食事を蛋白質制限と減塩に切り替えるのが賢明であると考えられます。これを放置しますと人工透析が必要になったり、腎不全になるリスクが高まります。以上の例は、尿蛋白尿糖共に（−）の罹患者の例です。これらは両方（＋）か、どちらかが（＋）の場合は、改善法が異なりますので主治医にご相談ください。

※eGFR50ではなくGFR50となっているのは、前者はGFRから導き出された式から算出された値です。従ってeGFR値ではなくGFRの値で記されていることは、ある意味では素の式に忠実な数字であるといえると思いま

す。
※※FF率は、腎臓に流れる血液をどれくらいろ過したかという率ですから、高血圧や腎硬化症では高率になり、急性腎炎等ではほぼ低値になります。ところが、CKDの場合は初期は低率で末期は高率になります。この高率になる時期は、CKDの進行（悪化）が加速された時期と一致すると考えられます。

　なお、CKDが高率となるわけは、GFRが高率になるのではなく、GFRとRPFのうちRPFがより低率になるためと考えられます。これは腎臓にますます血液が流れていない状態ですから、体（腎臓）は深刻なことになっているわけです。

休憩１．生活習慣病とCKDとの比較
　CKDをよく知るためには、この疾患に類似性のある生活習慣病を知る必要もあると思われます。その生活習慣病とCKDとの比較を表Ⅰ‐２に示しました。また、それぞれの診断基準等は、この項の終りに付記しました。両者の共通点は自覚症状がないこと、そのため検査等の数値で定めていること、早期発見、早期治療のための病気として定められたこと、食事制限で改善すること等です。相違点も多数あり、特定の臓器と年齢については生活習慣病ではないとしましたが、CKDでは臓器は腎臓が年齢に関係しています。食事制限では生活習慣病ではカロリー、脂肪や塩分

の制限等ですが、CKDではこれらの制限に蛋白質摂取制限がプラスされていると考えれば、ほぼよいと思います。蛋白質の話は後回しにして、最終的な疾患は生活習慣病では脳や心臓の血管障害で、CKDではこれらの疾患が回避できても、今度は腎不全を回避するために人工透析や腎臓移植が必要になることです。自然治癒（力）に関しては生活習慣病ではしないですが、CKDでは自然治癒的なものを期待しているのです。最後の運動については、生活習慣病では必要ですが、CKDは現在は必要とされていません。しかし、これに関して当小冊子では重要なテーマとして取り上げています。それについては、〈Ⅰ-8 運動はCKDの改善につながるか〉をご参照ください。

　さて、蛋白質のことですが、この栄養素は周知の通り生体には必要不可欠なものです。消化吸収されてもすぐ尿として排泄されては、体の為にはならないのは当然ですが、さらに悪いことには高齢になると腎臓に障害を起こします。実は、この障害こそCKDの元凶なのです。

まとめ

　生活習慣病とCKDは、自覚症状がないため検査等の数値で病気を定めている点、食事制限で改善できる等類似点が多数あります。一方、異なる点も多数ありますが、CKDでは食事制限に蛋白摂取制限が入ることと、両疾患共に進行すると脳、心臓血管障害になりますが、CKDの

表Ⅰ—2　生活習慣病とCKDとの比較

		生活習慣病☆	CKD
共通点		自覚症状がない	左と同じ
		病気を数値で決める	左と同じ
		早期発見と早期予防のための病名	左と同じ
		食事制限で改善する	左と同じ
相違点	特定の臓器	なし	腎臓
	年齢との関係	していない	している（高齢になると増加する）
	食事制限	カロリー・脂肪や食塩の制限	左と同じ、蛋白質制限
	最終的な疾患	脳や心臓の血管障害	左と同じ、これを回避しても腎不全の危険性があります
	自然治癒	しない	左と同じ（期待している）
	適度な運動	必要	特に推薦されていません（当小冊子では推薦）

☆メタボリックシンドロームともいいます

場合はそれを回避できても、腎不全になる可能性があるため、人工透析が必要になったりします。また、適度な運動に関しては、生活習慣病では必要とされていますが、CKDについてはこの小冊子では採用していますが、一般的にはあまり推薦されていないようです。

☆メタボリックシンドローム(生活習慣病)の基準

　　規準　　腹囲　男性≧85cm
　　　　　　　　　女性≧90cm

上記に加え血液中トリグリセライド、HDLコレステロール値、血圧、空腹時血糖値等の条件があります。

詳しくは、メタボリックシンドロームの定義と診断基準：日本内科学会雑誌94、188～203、2005をご参照ください。

CKDの定義
① 尿異常・画像診断・血液病理で腎障害が明らか、特に0.15g／gCr以上の尿蛋白（30mg／gCr以上のアルブミン尿）の存在が重要
② GFR＜60mL／分／1.73㎡

①②いずれか、または両方が3ヶ月以上持続すること
（CKD診療ガイド2012より引用しました）

休憩2．自己流蛋白質摂取制限の食事

自己流の蛋白質摂取制限の食事とは、主に市販の蛋白質制限食品は用いないことをさして称したつもりです。そのかわりに朝昼食は獣鳥魚肉なしで、晩は従来通りの食事です。

その結果は、当小冊子〈Ⅰ-9 CKD改善の経過〉にも記しましたが、蛋白質制限食が必要になった時はステージG3b、eGFR43.0mL／分／1.73㎡でした。そして半年～1年後には共にステージG3aでeGFR46.9（単位は同様です）に改善されました。尿蛋白は最初は（＋）で、その後は（－）でした。

表Ⅰ-3は、あまり参考にならないかも知れませんが、

表Ⅰ-3　1日相当の蛋白質量(獣鳥魚肉なし)

食　品	摂取量(g)	含有量 蛋白質 g／100g	小計	含有量 カロリー Kcal	小計
チーズ	20	22.7	4.5	339	68
味付き落花生 （おやつ用）	25	26.5	6.6	585	146
鶏卵	60	12.3	7.4	157	91
がんもどき	100	15.3	15.3	228	228
ご飯	300	2.5	7.5	168	504
パン	150	9.3	14.0	264	396
合計	—	—	55.2g☆		1433Kcal

☆:食卓にのぼる1日の合計量：野菜は入っておりません
　(蛋白質、カロリー量は、5訂日本食品不要準成分表、平成12年より)

参　考		蛋白質	カロリー
制限量	ステージ3	0.8～1.0g／体重	（ステージ3～5共通）
	ステージ4、5	0.6～0.8g／体重	25～35Kcal／体重kg
体重60kg の例	ステージ3	48～60g	（ステージ3～5共通）
	ステージ4、5	36～48g	1500～2100Kcal

（制限量はCKD診療ガイド2012より引用しました）

　1日分の食事を視野に入れて、獣鳥魚肉なしの食品に含まれる蛋白質量とカロリーを記したものです。なお、このような蛋白質量を表示した理由は、この栄養素は必要不可欠であることの外に、CKDに罹患している人は、ホルモン（エリスロポエチンの低下）やヘモクロビンの関係で貧血傾向になりますので、これらのホルモン等の生成のために

も蛋白質、例えば獣鳥魚等の肉類なしでも蛋白質が多い鶏卵、乳製品や大豆製品を摂取する必要があるためです。

　話は戻りますが、表Ⅰ-3の食材では60kgの人は蛋白質量は足りますが、カロリーは2割ほど不足しておりますので、カロリーに関してはもう少し摂取する必要があります。

6．血管障害・ストレンベッセル・CKD
　2009年に156万人の大規模データのメタ解析※（P.29参照）により、10mg／gCr程度の血液中アルブミン（蛋白質）が、脳血管障害の独立した危険因子であることがわかりました。そして、そのアルブミンは太い動脈から細い動脈に入る時にストレンベッセル（歪力がかかった細動脈）から漏出していることもわかってきました。

1）ストレンベッセルの障害
　この項の表題は、両端の脳、心臓の血管障害とCKDをストレンベッセルが連結した様子を表したつもりです。このような関係の中心は腎臓です。この腎臓はそれ自体の機能が問題になるばかりではなく、血管を通して脳や心臓に障害をおこし、かつこれらの臓器の障害は命にかかわるわけです。（図Ⅰ-4には腎臓は記されていませんが、中央に

記されている動脈硬化の関係する臓器の１つですので、この中に入っていると考えられます)。そしてこれらは、この図Ⅰ-4のように動脈が硬化することが、病因となることが共通しているわけです。さらに、この動脈硬化の影響が強く出る場所が、ストレンベッセルというわけです。では肝腎の腎臓自体はどうかといいますと、この臓器は常に高い血圧を受けているため強靱にできております。従って、そのためにかえって脳や心臓に負担がかかっているとも言えます。その脳には障害が起こりやすい穿通肢という場所があります。そこがストレンベッセルに当たります。また、心臓に関しては、高血圧による腎機能障害が起こりますと、電解質が貯留するため虚血性心不全を起こしやすくなります。従って、その現象がストレンベッセルの障害を反映していると考えられてます。

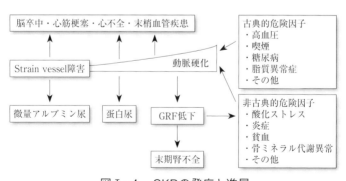

図Ⅰ-4　CKDの発症と進展

内科学第10版、朝倉書店、2013(伊藤貞嘉：11-2慢性腎臓病[5])より引用しました

２）CKDは腎臓の血管障害か

　このように脳、心臓は障害を受け、腎臓自体のストレンベッセルは高血圧で障害を受けにくいのです。それでは腎臓が悪化する時はどのような経過をたどるのでしょうか。それは、初期の腎臓障害ではこの項の冒頭に記したような、腎臓由来のアルブミンはあまり漏出していないと考えられます。ようするに、腎臓のストレンベッセルは強靭なので、その結果糸球体の障害が出てしまったのがCKD（初期）と思われます。ですから、降圧すればCKDが改善される原因になると思われます。

　それでは、CKDは血管障害の病気とされているかと言いますと、実はそうではないのです。それは、生活習慣病と同様にこの病名は、早期発見、早期治療のために作られた病名で、他の腎疾患例えば初期の尿細管等の病気も含まれるからです。

　以上、CKDを予防していれば腎不全を予防できるばかりではなく、脳、心臓血管障害の予防にもなるため、その意義は大きいと言えると思います。

まとめ

　2009年に大規模データのメタ解析によって10㎎／ｇCr程度の血液中アルブミンが、脳血管障害の独立した危険因子であることがわかりました。そのアルブミンは太い動脈から細動脈に入る時にひずみがかかるためで、その細動脈を

ストレンベッセルと呼んでいます。

　脳のストレンベッセルが障害した場合が脳血管障害ですが、心臓の場合は虚血性心疾患時の障害がおこる場所がこのストレンベッセルです。ところが、腎臓の場合は事情が異なります。それは、この臓器は常に高い血圧を受けている性質上、ストレンベッセルは強靭にできているため、蛋白質の影響は糸球体に障害が出てきます。それがCKDの原因になると考えられます。

　ですから、CKDを改善することは、それだけにとどまらず脳や心臓の血管障害の予防にも役立つというわけです。

※メタ解析：前のデータを考慮して、一緒に解析する手法。小規模のテストをした時、傾向が少ししか見られない時でも、集積して全体で見ると傾向が明らかになる場合があるのが利点です。

7．CKDは老化現象か

　老化には生理的老化※（P.32参照）と病的老化がありますが、CKDは病的な生理的老化の混合型の老化であると考えられます。eGFR早見表（図Ⅰ-7に略図があります）でいうなら、この表の横の関係は生理的老化とみることができます。例えば、男性のCr1.20mg／dℓは20〜25歳でステージG1+2の67.3〜63.3mL／分／1.73㎡、同様に30〜

80歳はステージＧ３aで59.9〜45.2で、同様に85〜89歳はステージＧ３bで44.4です。これは同じCr値でも年齢が上がると、eGFR値によるステージが変化しているので、生理的老化とみることができます。

　一方、病的老化はもちろん同じ年齢で、最高６ステージ（Ｇ１＋２を１つのステージとすれば５ステージです）あることです。女性の場合はこの表の最初の年齢である20歳から、６ステージになっています。ようするに、縦の病的な老化と横の生理的老化の交わる混合型の老化がその人のCKDステージとなっていると思います。また、図Ⅰ-3における上群の正常群と病的な下群（CKDの病例です）との勾配の差が、病的な老化と考えられます。

　このCKDについて：細胞レベルでの変化は腎臓の間質の線維化と異形糸球体が存在することです。疾患では主に病的な老化からくると思われる腎硬化症や腎細動脈性硬化症等が知られています。

１）想像以上に多いCKD罹患者

　日本腎臓学会は全国10の都道府県で574,024名（男女それぞれ240,594、333,430名）の健診データを、2005年の国勢調査によって推定しました。その結果、年齢層が上がるごとにCKDＧ３ステージの患者さんは、60歳代の男女はそれぞれ、15.6％、14.6％、70歳代は同様に27.1％、31.3％、80歳代は同様に43.1％、44.5％と多くなることがわかりま

した。これは、60歳代、70歳代、80歳代それぞれ約7人、3人、2人に1人の多さです。CKDは我が国の成人の13％が罹患している新しい国民病とも言われています。

2）老化改善とCKD改善

　CKDは病的で生理的な混合型の老化現象であるため、改善法も病的と生理的とに分けて考えました。

　その結果、病的な側面でのCKD改善法は、すでに知られている血圧を降下させることと、もう１つは繰り返しになりますが、蛋白質と食塩の摂取制限の食事療法です。もう一方の生理的な老化の改善[※※]（P.32参照）は、当小冊子では柔軟体操として取り上げている適度の運動です。これについては、次頁〈Ⅰ-8　運動はCKDの改善につながるか〉で若干詳しく記しますが、腎臓の位置を意識しながら柔軟体操をすることを試みました。それについては、また次頁の〈Ⅰ-8〉や〈Ⅱ-5〉等で触れますがその理由は、この臓器はスポーツや運動すなわち自己の活動に耐えられる腎臓の発生学上の理由と、さらに分子生物学的にはアクアポリンの分布の例で、裏付けられると考えられます。

まとめ

　老化には、生理的老化と病的老化がありますが、CKDはこれらの混合形の老化によると考えられます。eGFR早見表では、横の関係は年齢による生理的なもので、縦の関

係は病的な老化によるものと考えられます。

　CKDに罹患している人は、60、70、80歳代でそれぞれ7、3、2人に1人と大変多数にのぼっています。これは、単なる老化によるものといってもおかしくないような率だと思います。

　CKDの改善には、病的な老化の改善には蛋白質摂取制限と減塩の食事療法と、生理的な老化には適度な運動、ことにステージG3以下の人には、柔軟体操が有効だと思われます。ただし、尿蛋白（＋）以上の人は、（−）になってからの実施となります。

※この老化に運動不足をあげました。運動は薬剤等によらない方法の1つですから、生理的な老化の改善法と考えられます。

※※改善法としては生理的な老化としましたが、初期以後は病的老化の改善にも関係するとしました（図Ⅰ-5とⅡ-5もご参照ください）。

8．運動はCKDの改善につながるか

　当小冊子〈Ⅰ-4　腎臓におけるアクアポリンの機能と分布〉にも記したように、AQPの役割は大きいのですが、その13種類あるAQPが最も多数存在しているのは腎臓です。そして腎臓には体外から影響を受けることの多い皮膚、気管、鼻腔等と同じAQP3、4が存在していることから、この臓器はスポーツや運動に耐えられる証があるこ

とを記しました。

　記載するのが後回しになりましたが、実は腎臓が運動に対応できる特徴は、発生学的に裏付けられていることと考えられます。ここでは、そのことから記したいと思います。

１）発生学的にみた腎臓

　やがて生体を形成するのは卵黄のうですが、その胚葉には外、中、内胚葉があります。外胚葉からは表皮とその付属物、神経系、感覚器系の主要部分ができ、内胚葉は消化器系や呼吸器系の上皮（肝臓、膵臓、肺、胃、腸、腸の粘膜等）や脊索です。そして、中胚葉からは泌尿器系、生殖器の主要部分、骨と骨格筋が発生し、腎臓もこの中胚葉から発生します。ですから、腎臓は発生学的に骨や骨格筋と同様、スポーツや運動等に長時間、相当の衝撃にも耐えられる性質をもっていることが解ります。

　ようするにこの臓器は、自分自身の活動的なものに対応できる作りになっていると考えられます。そして、高齢になって非活動的になったときに、腎臓機能も低下するわけです。ですから、逆にその機能を回復させるために、すなわち柔軟体操を採用したわけです。それは水泳や散歩等でもよいのですが、簡便性やより腎臓及びその周囲の組織によい影響を与え、それを復活させる作用をもつと考えたからです。これが、当小冊子のはじめにも記しました、

CKD改善のための考察ということになります。

　たわしで４、５回ブラッシングします。そのブラッシングはマクロファージを活性化して自然治癒力を上昇させる効果があります。それと同時に、腎臓の位置はわかりにくいので、その場所に気づき、かつそれを意識するためでもあります。これは、ヨーガの心を体の１か所に集中する統持（心を１か所に集中し散乱しないこと）を参考にしたものです（散歩等でも多少は効果があると思います。実施中に痛みや異和感がありましたら、直ちに中止してください）。

２）CKDとその改善法
　CKDは図Ⅰ-５のように、病的な老化と生理的な老化が合併した病気と考えられます。ですから、まず血圧降下（レニン・アンギオテンシン系阻害剤が繁用されます）や食事療法により、病的老化の改善を図ります。そして前記しました柔軟体操やブラッシング等によるマクロファージの活性化により、自然治癒力を上昇させます。ここで、病的と生理的老化の改善のどちらを優先すべきかを改めて記したいと思います。結論を先に言いますと、それは病的の食事療法のほうが先だと思います。そのわけは、いくら蛋白制限の食事でも食事には変わりありませんので、まず適切な食事があって生理的老化改善の運動なり、柔軟体操の効果がでると考えるからです。

さてその結果、表Ⅰ-4（図Ⅰ-7では点線内です）のように平成25年eGFR43.0mL／分／1.73㎡（以後、単位省略します）だった値（これは70歳代のCr値1.32mg／dℓの値です）は、その1年後（半年後も同様でした）に46.9になりました。従って46.9－43.0で3.9上昇したことになります。一方、70～74歳におけるeGFRの生理的老化は43.9－43.0ですから0.9で、1年間に約0.2低下する計算になります。従って、1年間のeGFR改善は生理的老化のなんと3.9／0.2で19.5倍くらいになるわけで（この率そのものには意味はありません）、ともかくこれは相当な率となっていると思います。この3.9mL／分／1.73㎡という値は、病的か生理的老化の改善によるものかは不明で、かつ一例のみの結果ですが、薬剤や手術によっていないので、自然治癒（力）の作用によるのではないかと考えたわけです。

まとめ

　腎臓がスポーツや運動に対応できることは、水のチャンネルといわれるアクアポリンの適切な分布により知ることができますが、同様のことを、発生学的な面でも見い出すことができます。それは、やがて体を形成する卵黄のうのうち、鍛えることのできる骨や骨格筋ができる中胚葉に、腎臓は所属しているからです。この腎臓は運動する本人の活動に耐えられる性質を持ちますので、鍛えることができる臓器として注目したわけです。ですから、腎臓の生理的

な老化の改善をするための運動には、この臓器とその周辺の組織によりよい影響を与える運動として、柔軟体操を採用したわけです。

　その実施の方法とは、起床時に腎臓とその周囲を４、５回ブラッシングして、マクロファージを活性化するとともに、この臓器の位置を確認します。そして、その位置を意識しながら柔軟体操を実施することです。

　その結果、平成25年にeGFRは43.0mL／分／1.73㎡（以後単位省略します。ステージG3bです）でしたが、平成26年に同様に46.9(ステージG3aです)に改善されました。このような改善ができたその理由は、病的か生理的か解りませんが、自然治癒力による可能性が高いと考えられます。

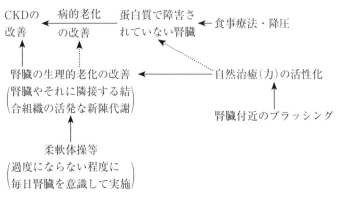

　　◄……：自然治癒力が改善を促しているのと考えられます。

図Ⅰ-5　　CKDの改善と自然治癒力

図Ⅰ-5の点線の矢印について、

　上記のような結論になりましたが、eGFR早見表からはeGFR3.9mL／分／1.73㎡の上昇は、病的か生理的老化の改善なのか（それとも両方なのか）問題になります。生理的老化（ここでは年齢からのものとして考えています）は、eGFR早見表では1年間に0.2mL／分／1.73㎡（Cr1.3mg／ｄℓで70〜75歳の場合）低下することになっています。一方、この年齢のCr値の変化（病的）は0.6〜4.0mg／ｄℓの幅になっていますので、eGFR早見表からはこの改善は、幅の大きさから考えて大部分病的な老化の改善によると言わざるをえないと思います（〈Ⅱ-5〉もご参照ください）。

9．CKD改善の経過

〈休憩2　自己流蛋白質摂取制限の食事〉では、自己流とは主に腎臓食を用いないことをさして表現しました。その理由は、CKDとは永い付き合いになることを、重視したためでした。

　図Ⅰ-6はCKD改善の試みとその経過ですが、まず40歳代初期に健康行動として禁煙、減塩と健康たわしによる上半身のブラッシングを始めました。ブラッシングは自然治癒力を上昇させるためでした。そして、35年間、かぜやインフルエンザに罹患しないですんでいます。50歳代ぐらいから、すでに血清クレアチニン値は基準値の上限で、下がりませんでした。60歳で定年になり、副交感神経優位に

40歳代	禁煙・ブラッシング約1分
アルコールは焼酎(20度)を毎日1合程度、糖尿病☆なし	（起床時上半身） 効果は約3ヶ月後からです 高血圧のため減塩
50歳代	
この頃より血清クレアチニン基準値上限	
60歳代	（定年）
血圧基準値で安定 ・継続中	
70歳代	
73歳平成25年7月 ステージG3b尿蛋白(+)	CKD改善の試み☆☆
73歳平成25年11月 ステージG3a尿蛋白(−)	柔軟体操開始
74歳平成26年6月 ステージG3a尿蛋白(−)	30年以上続いた足のむくみ解消 体重6.3kg減（平成25年69.8kg）

☆もともと甘いものは好まなかった
☆☆朝昼食、獣鳥魚肉の摂取なしの食事開始

図Ⅰ-6　　CKD改善の試みとその経過

なったためか、血圧は下がり安定しました。平成25年73歳の健康診断で、血清クレアチニン値が1.32mg／dℓ、尿蛋白（＋）で、ステージG3b（図Ⅰ-7の点線内です）であることが判明しました。そこで、朝昼食獣鳥魚肉なしで晩は従来通りの自己流蛋白質の摂取制限食と、腎臓を意識しての柔軟体操を開始しました。

　表Ⅰ-4は平成19年67歳〜平成26年74歳までの7年間の、健康診査結果です。A群は腎臓機能検査で、B群は糖尿病関係の検査です。平成19年67歳からステージG3a、eGFR50.5mL／分／1.73㎡だったものが、平成25年73歳までステージG3b、eGFR42.2mL／分／1.73㎡になった時点が図Ⅰ-6の73歳です。本来であれば平成19年の時点でCKD改善の試みを開始すべきなのでしたが、元来のんきなのも手伝ってか、この時期になってしまったわけです。

　そして、その年の11月とその翌年の6月の健診で表Ⅰ-4のようにステージG3a（図Ⅰ-7点線内です）にもどりました。またそれのみではなく、BMIが基準値上限だったものが、体重が6.3kg減少してBMIは22.1と中間値になり、30年間以上続いていた足のむくみも解消していました。

　ですから、CKD改善の経過はほぼ順調にいっているように思います。

　なお、まとめは〈前項8〉に譲りました。

　次章〈Ⅱ．自然治癒（力）とは・CKD改善との関係とは〉

表Ⅰ-4　健康診査結果

		H26	H25	H24	H23	H22	H21	H20	H19	基準値
	(男)才	74	73	72	71	70	69	68	67	
A	血清クレアチニン値	1.25 (1.22)	1.32 (1.25)	1.25 (1.28)	1.28 (1.15)	1.15 (1.13)	1.13 (1.06)	1.05 (1.04)	1.04	0.61〜1.04 mg／dℓ
	CKDステージ	G3a (G3a)	G3b (G3a)	G3a (G3a)	G3a (G3a)	G3a	G3a	G3a	G3a	ステージG1, G2
	尿蛋白	− (−)	+ (−)	− (−)	− (−)	− (−)	−	−	−	− or ±
B	グルコヘモグロビン値	5.2	5.7	4.9	5.2	5.3	5.3	5.1		4.3〜5.8%
	尿糖	− (−)	− (−)	− (−)	− (−)	− (−)	−	−	−	− or ±
	BMI	22.1	24.1	24.1	24.0	24.0	23.7	24.5	23.9	18.5〜25.0
	血圧	130 80	142 90	130 80	130 88	132 82	140 80	130 86	130 70	収縮期 拡張期

（　）内は健康診査以外の測定です

測定：武蔵野市医師会臨床検査センター

には、頻繁にマクロファージが出てきますので、次の〈㊙休憩 体内にいるお手伝いロボット〉をぜひご参照ください。

㊙休憩．体内にいるお手伝いロボット

　お手伝いロボットが、人間の体内にいます。そんな突飛なことを記載しても急には信じられないと思います。でも、本当にいるのです。

　それは、マクロファージという貪食・抗原提示作用、免疫・防御（力）や自然治癒（力）等多数の働きを持った細胞で、お手伝いロボットのように人のためにつくしてくれます。体内で移動できる細胞を考えますと、血液中の赤血球、白血球（リンパ液も含みます）や単球（マクロファージの前身です）等があります。しかし、赤血球や白血球は主に血管内だけの移動です。予期せぬ怪我や手術後の傷の回復時に組織中で移動できるのは単球から変身した、お手伝いロボットの主にマクロファージだけです。そして、傷ついたり死んだりした老廃細胞の排除等の多数の仕事をやってくれる有り難いロボットなのです。

１）活性化することができるお手伝いロボット
　マクロファージすなわちお手伝いロボットになる細胞は、骨髄でつくられる幹細胞が成熟したものですが、血液中では単球です。それが、臓器に運ばれると脳ではグリア

eGRF男女・年齢早見表はCr値に基づくGFR推算表男女別のものと、同様に下肢を失った人や極端に筋肉の少ない人のためのシスタチンCに基づくものと右図のように合計4表からなっています。そしてステージG1+2、G3a、G3b、G4、G5がそれぞれ白、青、黄、橙、赤に色分けされています。年齢は20〜85歳、血清Crmg／dℓ値は0.6〜4.0を0.1きざみになっています。

eGFR男女・年齢別早見表略図

年齢		
Cr値	血清Crに基づくGFR推算式早見表	
	男	女
	血清シスタチンCに基づく推算式早見表	
	男	女

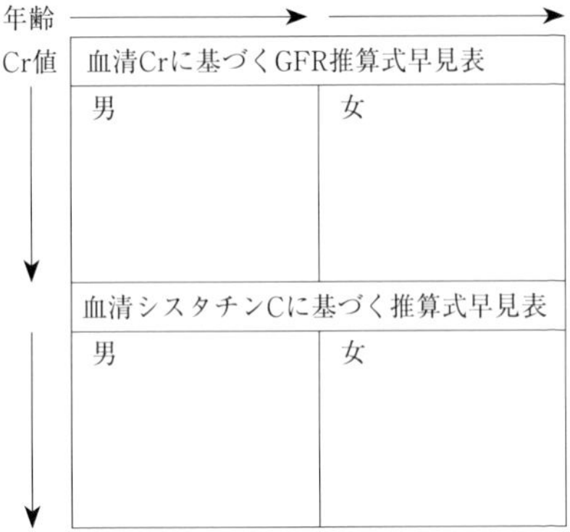

Cr(mg／dℓ)	年齢(歳)							
	50	55	60	65	70	75	80	85
ステージG3a　1.20	51.7	50.3	49.1	48.0	46.9	46.0	45.2	44.4
1.30 ↑	47.4	46.1	45.0	43.9	43.0	42.2	41.4	40.7
ステージG3b 1.40 ↓	43.7	42.6	41.5	40.5	39.7	38.9	38.2	37.5

点線内：ステージG3a→G3b、G3b→G3aに変化した時期のeGFR値(mL／分／1.73㎡)、すなわち当症例で問題となるeGFR値です。

　図Ⅰ-7　eGFR男女・年齢別早見表略図
　　　　　男性Cr　1.20〜1.40mg／dℓのeGFR値の例

細胞、肺では肺胞マクロファージ、肝臓ではクッパー細胞、皮膚ではランゲルハンス細胞（このマクロファージは抗原提示の補助のみの作用です）、そして破骨細胞までマ

クロファージなのです。

この忍者のようなロボットは、活性化されるとその作用が強くなります。その強さは、普通のロボットの何倍ぐらいになるのかというと、それが数値では現在のところ表せないのです。しかし、大ざっぱに言えば周りの人がかぜやインフルエンザに罹患しても、その活性化されたロボットが強かったり多い人は、罹患しないかしても軽かったり、また皮膚も若々しく見えたりします。

その活性化されたお手伝いロボットの作用は、
①貪食した異物を過酸化水素やリソソーム酵素により殺菌すること
②抗原を処理してT細胞に抗原提示すること
③インターロイキン-1、インターフェロン-α、-β、-γ等のサイトカインを分泌すること

以上がお手伝いロボットの作用のうち、一般的に活性化されると言われている作用です。

そのほかに、
④老廃細胞の排除
⑤老廃細胞の再生と新陳代謝
等ですが、これには結合組織の作用が必要です。

次に、お手伝いロボットを活性化するためには、肉眼では見えない微少な傷からの細菌の侵入が引き金になることについて触れたいと思います。

２）傷からの刺激とは

　常日頃、料理を作るときや庭づくり等で思わず軽い傷を負ったときこのロボットは、そのまま細菌等の異物を貪食する場合もあります。しかし、ここで触れたいことは主に上記した活性化されたロボットのことです。その活性化のためにはお金ですむことでなく、ロボットの飼い主が汗を流すような過酷な行動（？）をしないと変身してくれません。このような行動とは、全身のブラッシング、水泳やレスリング等のようなスポーツによる、肉眼ではわからない全身に傷がついてしまった場合等です。これらの傷を治す（自然治癒させる）ためには、丸１日かかるとしますと、その間お手伝いロボットは活性化されて変身しているわけです。

　体内にも傷はできますので、その傷も含めた傷から侵入した細菌を貪食するのが、白血球やお手伝いロボットや活性化したお手伝いロボットです。傷に集まった白血球は補体系や赤血球凝集と共に、細菌を貪食しリンホカイン感受性のＴリンパ球を刺激して、インターフェロン-γを分泌します。それにより、さらに多くのロボットは活性化されます。これはロボットが、飼い主の敵である病原菌を上手に利用しているとみることもできます。

　あまり気がつきませんが、日常生活で気がついたもの以上に傷はできていると思います。農業や建築関係の人のみでなく、ジョギングや体操をすれば衣服と体のまさつでで

きますし、スポーツ後のマッサージや美容のためのマッサージでも、目に見えない傷はできていると思います。ですから、細菌ももちろん侵入しますが、それより小さいかぜやインフルエンザのウイルスはなおさら侵入しやすいわけです。体内に入ったウイルスは細胞の中に潜んでしまいますので、キラーT細胞がその細菌をこわしてから、免疫複合体をつくり処理されます。

　医療現場では、不顕性抗体という言葉が使われることがありますが、これはこのように気がつかないで感染して抗体ができている場合に使われております。従って、抗体ができるのは予防接種したときだけできるのではないわけです。次にマクロファージの大きな特徴である貪食作用について触れたいと思います。

3）貪食作用

　有核細胞には、リソソームという小器管があります。この小さな小器官は、貪食することが特徴で異物や他の細胞を貪食した場合は、他食作用といい、自己と同種類の老廃細胞を貪食した場合は、自食作用と呼ばれています。この貪食作用では、白血球によるものがよく知られていますが、これはこの細胞の一生に一度の大食で、大食するとそのまま死にます。しかし、この貪食作用はそれ以外の有核細胞にもあり、その代表がマクロファージの老廃細胞の排除とその再利用のための他食や自食作用です。例えば、他

食作用では甲状腺ホルモンのチロキシンは、チログロブリンの分解産物を利用したものです。一方、自食作用では飼い主が飢えている場合（実はそうでないときもあります）は、この作用により自分の細胞を貪食します。ここでも、このロボットは飼い主を助けているわけです。

　さらに、マクロファージの主な作用である若返り（再生）と適応作用が、このリソソームの他食や自食作用で行われています。若返りでは、脳細胞は何10年もその場所に留まっていますが、その小器管のミトコンドリアや細胞膜等を新しいものにします。さらに適応作用では、なんとその細胞にふさわしい同じ細胞に取り替えて、飼い主の適応性に貢献する細胞なのです。それにより、血液中のリンパ球数が優位になりアレルギー体質になりますが、がん細胞を破壊するＮＫ（ナチュラルキラー）細胞も増加し、がんの予防ができます。

4）自律神経の作用
　健康維持をするためには、自律神経（交感と副交感神経）の機能を良くコントロールし、さらに副交感神経優位に保つことが大切であるとされます。
　ところが、ブラッシングでは血液中の顆粒球が多少上昇することが考えられます。この急激な上昇はリウマチ、自己免疫疾患や潰瘍性大腸炎の原因になりますので歓迎されない交感神経優位型です。しかし、毎日のブラッシングで

炎症は弱くなり、その優位も弱まるものと考えられます。

　一方、マクロファージを感光色素により活性化しますと、自律神経は良くコントロールされることがわかっており、従ってお手伝いロボットが活性化されれば、こんなところでも飼い主に貢献していると言えます。

　なお、マクロファージは結合組織の細胞成分です。この成分には他にアレルギーに関係の強い肥満細胞や線維芽細胞や脂肪細胞があります。結合組織全体としては、細胞成分の他に膠原線維や無形基質があります。

まとめ

　体内にいるお手伝いロボットとは、マクロファージのことで、このロボットは大変飼い主につくしてくれます。

　しかも、このロボットを活性化してやれば、さらにその持っている作用、すなわち細菌、抗原提示や各種サイトカイン等の分泌を強力にできるばかりではなく、自然治癒力も強化することができます。そのためには、飼い主自身が毎日、体、特に皮膚を鍛えている必要があります。

Ⅱ. 自然治癒(力)とは・CKD改善との関係とは

　自然治癒（力）を一般的に言いますと、薬や手術によらず自然の回復力によって、病気を治癒させる方法とされています。もう少し詳しくは、「生物に本質的に備わっている治癒への傾向、主に結合組織※（P.54参照）による修復機構、好中球やマクロファージによる貪食作用、各種の免疫機構」です（「　」内医学大辞典、医学書院、2003の本項目の抜粋です）。

　この自然治癒（力）について、Dr. 中川美典は「自然治癒に挑戦」（参考文献[6]）の中で、ごく微量の感光色素の服用の効用結果から老廃細胞の排除と再生と新陳代謝と定義しました。これは、上記しました結合組織による修復の中心的存在であるマクロファージに注目したわけです。そして、Dr. 中川は自身の健康理論として、このマクロファージを活性化することこそ、健康維持や老化防止に役立つとしました。

　さて、ここでこの細胞の活性化と感光色素との関係に触れたいと思います。話は大変古くなりますが、ミトコンドリアやマクロファージは、原始時代に生体に入りこんだ細胞の一部や細胞であるとされています。その当時マクロファージは光からエネルギーを取っていたと考えられ、

Dr. 中川は、感光色素：ルミン、プラトニン（これらは医薬品として認められています）がマクロファージの活性化に有効であることを見い出し、かつその活性化の作用を検索したわけです。

　図Ⅱ-１Ａは、自然治癒（力）は健康維持や生命力にも切っても切れない関係があり、その生命力の素はDNAです。しかし、これだけでは命をつなげるだけですから、健康維持すなわち生命力や自然治癒（力）が必要になることを表わしました。図Ⅱ-１Ｂは、Dr. 中川の健康理論の中心である活性化マクロファージについて、アレルギーや手術後の傷を治癒させることに注目しました。これらの病気や手術後は大量の老廃細胞がでますので、その処理をするため、この細胞の活性化に、前記の感光色素が有効であることを図示しました。

　以上は自然治癒（力）についての前置きでした。次にその内容を記すことにします。

１．マクロファージを中心とした自然治癒（力）

　自然治癒（力）について、図Ⅱ-２はマクロファージを中心にして描いたものです。自然治癒（力）として上記しました医学大辞典に出てくる説明、すなわち組織による修復、貪食と免疫の３要素のうち、最初の組織による修復の記載はありません。この修復について創傷の修復でみますと、傷を赤血球とフィブリンの線維でふさいだ後、好中球

が細菌を貪食します。その後、表皮細胞の分裂が始まり、線維芽細胞がコラーゲン等を放出します。その中に単球（マクロファージ）が入りこみ、老廃細胞の排除をします。この排除こそマクロファージの作用によるものです。

筆者は上半身のブラッシングを毎朝実施して、30年間以上かぜやインフルエンザに罹患せず、健康維持や老化防止（皮膚にしわが出にくく、弾力性も失わないこと等）することを認めました。しかし、その機序は主に血液やリンパ液の流れを良くすることだと考えていました。

ところが、その最も大きな理由が他にあったのです。それはまず、補体系や赤血球吸着後白血球がそれを貪食し、

A. 自然治癒（力）と生命力
　　生命力 ← 自然治癒力 ← マクロファージの活性化＋恒常性
　　　　　　　　↑　　　　　　　　↑
　　　　　　生命（DNA）　　細胞の細菌感染
　　　　　　　　　　　　　　　↑
　　　　　　　　　　　ブラッシング（上半身）や水泳等

B. 自然治癒（力）とDr.中川の健康理論[6]

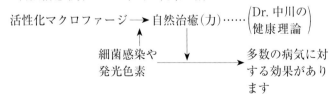

図Ⅱ-1　自然治癒（力）とは

リンパ球を刺激することにより、インターフェロン-γが分泌されます。それがマクロファージを活性化することによるものであることがわかったのです。従って、上半身のブラッシング効果も、主に活性化マクロファージの作用であると納得したわけです。しかし、結合組織中でおこる反応ですから、多数の要素による作用が考えられますので、この細胞のみの作用ではないわけです。しかし図Ⅱ-2では表現上マクロファージ（活性化）としました。

さて、ここでもう少し具体的にこの図の自然治癒（力）について触れたいと思います。この図Ⅱ-2は（参考文献

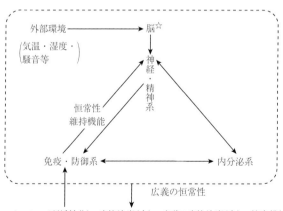

マクロファージ(活性化)→自然治癒(力)↔広義の自然治癒(力)↔健康維持・老化防止
神経・精神、免疫・防御、内分泌系：3系の相関で、内部環境：体温、血液のpHや浸透圧等の恒常性の維持の調節をします

☆広義の恒常性に間脳にある視床下部が応答します

図Ⅱ-2　生命体と自然治癒(力)

[6) 7) 8) 9) 10)]）を参考にして作製したものですが、特にとりあげて言うほどの筆者の考案はありません。あえてあげますとこの恒常性と自然治癒に広義という言葉をつけ、さらに広義の恒常性を点線で囲んだ点等です。

この図の内容を文章にしますと以下の通りです。

①図Ⅱ-2は巨視的に見れば、マクロファージや活性化マクロファージによる自然治癒（力）に広義の恒常性が合併して、健康維持や老化防止に至ることを表しました。

②情報が免疫・防衛系から神経・精神系へ伝わる間で恒常性維持機能が作動し、さらにその情報が3系（免疫・防御、神経・精神、内分泌系）の相関で内部環境の体温、血液のpHや浸透圧等を安定させることが広義の恒常性になります。

③マクロファージは免疫・防御系と間接的には恒常性維持にも関係していることになります。

②の免疫・防御系から神経・精神系の間で情報が伝わることを示す良い例は、感染症に罹患して発熱して食欲が無くなったりすること等があげられます。

以上、自然治癒（力）について触れましたが、自然治癒（力）は広義の恒常性と合併して広義の自然治癒（力）となり、それが健康維持や老化防止に関係していく出発点でもあります。

なお、恒常性維持の中枢は間脳にある視床下部ですか

ら、そこで広義の恒常性に応答します。

恒常性維持については、〈休憩4〉でも触れます。

2．慢性疾患と自然治癒（力）

我が国の医療、ことに緊急医療の発展はめざましいものがあると思います。ところが、CKDを含めた慢性疾患については、そこまでには行っていないと思われます。それは前者はまず救命が大事で、後者はより自然治癒（力）を重要視しなければならないことがあると思います。

ちなみに、通院されている患者さんの多くは自己免疫疾患、アレルギーや各種のがんや大腸等の組織障害による慢性疾患ですので、自然治癒力の大切さがわかると思います。

それでは、実際に健康破綻してその治療をした場合の自然治癒との関係を見ることにします。図Ⅱ-3はインフル

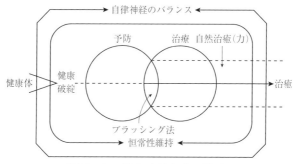

図Ⅱ-3　健康破綻とその治療

エンザの予防注射を受けたにもかかわらず、それにかかった例です。図Ⅱ-3の中央の線は、この例の治癒するまでの経過になります。

　その経過とは、まず健康破綻して予防があまり効果がなかったため、治療を受けその効果は逆に効果があったとします。しかし、完治するとはそれで終わるのではなく、恒常性維持が保たれるようになり、さらに自律神経系のバランスを取りもどして初めて成就したことになります。その期間はどのくらいになるかわかりませんが、その間図Ⅱ-3のように自然治癒力はたえず作用(表現上の都合で図Ⅱ-3では中間辺りからになっています)しているわけです。しかも、治癒した時（もっと以前とも考えられます）はすでにその作用は、次にもし来るかも知れない健康破綻に備えられているわけで、これはまさに生命力そのものということになると思います。

※結合組織：線維、細胞、および無形基質で構成されており、器官、組織の形を規制し、相互に結合し、あるいは空隙を満たしています。この結合組織の細胞にマクロファージや繊維芽細胞は含まれています。

休憩3．恒常性維持とは

　恒常性維持（ホメオスタシス）とは「生体が安定した内部環境を一定に維持しようとする作用」です。我々は実は、無意識にこの恒常性維持を理解しています。例えば、

感染症に罹患して発熱すれば食欲がなく不快ですが、体温が正常になれば体調は良くなると思っています。また、スポーツを見て興奮して脈拍数が上がっても、試合が終われば元の脈拍数にもどると思っています。これらの例は体感できる例ですが、血糖、血圧、血液のpHや浸透圧等は体感できないのですが恒常性維持されているものも多数あります。

　さらに、もっと強調されて良いことがあります。それは、大きいスケールの恒常性はそれ以下のスケールの恒常性を総合して、体全体を安定化する仕組みになっていることです。例えば、運動や長時間の輸血によって乱れたナトリウムやカリウム等の電解質濃度、血糖や尿素等を浸透圧（この変動は命に関わる重要な圧力です）として総合して、高ければ尿に余分な電解質等を排泄して調整して体を安定化している等です。

　自然治癒（力）も正常すなわち安定な状態にもどす作用ですから、その意味からすると恒常性維持と同じような意味を持っていますが、こちらは主にマクロファージという細胞によって行われて、かつそれに注目しています。

　一寸横道にそれますが原始時代にさかのぼれば、マクロファージ（人間の体内でも偽足を出します）は、アメーバのように単細胞として活躍していた時期から現在まで生きられたのは、マクロファージに限らず、各々の細胞が恒常性を守る生体膜を持っていたからでこれも大きな特徴です。

以上のように恒常性維持は、人間を含めた生命体にとって欠くことのできない存在です。

休憩4．当小冊子の自然治癒（力）の言葉の使い方

　自然治癒（力）とは、「結合組織主にマクロファージによる老廃細胞の排除、再生と新陳代謝さらに恒常性維持」として考えてきました。そして、その作用が活性化される系、すなわち好中球による細菌が貪食される一連の反応中に放出されるインターフェロン-γによることを強調してきました。また、上半身のブラッシングによりかぜやインフルエンザに30年以上罹患していないことは、その作用によることも記してきました。これは、日常生活においてかぜやインフルエンザに罹患することは普通に起こることですが、ブラッシングにより自然治癒力を活性化していれば、罹患しないですむということも記してきました。

　ところが、このようにマクロファージの活性化を強調してしまったあまり、活性化することだけが印象に残るという結果を招いているのではないか、と懸念しています（実際には動いていれば、衣服によりブラッシングは多少はおこっているいるのですが）。前記しましたように、自然治癒（力）の解釈すなわちマクロファージの老廃細胞の排除と再生と新陳代謝には活性化という言葉は入っておりません。従って、日常の動きによって結合組織の機能は働きかつマクロファージは活躍しており、その動きだけでもその

作用はあるというわけです。

　もう一つ、これはむしろお断りのニュアンスですが、次項の〈Ⅱ-3　自然治癒（力）の発がんに対する防御作用〉において発がんに対する防御作用を自然治癒（力）として扱ったことです。これは、毎日体内でがん細胞は数千個はできております。それをミクロ的にみれば、そのがん細胞をNK細胞が破壊して、マクロファージ等がそれを処理します。この作用は、薬剤や手術によらないので自然治癒的であると見立てたものです。また、自然治癒は英語ではautotherapyですので、自己の治療法ですから予防するという意味もあると思います。

3．自然治癒（力）の発がんに対する防御作用

　自然治癒（力）は、発がんに対する防御作用もあります。まず、発がんとそれに対する自然防御（力）そのものとも考えられるNK細胞について記します。この細胞もINF-γ（インターフェロン-γ）と強い関係があります。

　ブラッシングや水泳等で皮膚を摩擦すれば、発がんを防御する作用があります。その作用は図Ⅱ-4のように、体内に侵入したウイルスに感染したリンパ球からINF-γが放出され、それがNK細胞を活性化し、そのNK細胞からも放出されます。これは細胞免疫（リンパ球やマクロファージによる獲得免疫）系で、この活性化されたNK細

胞は他のリンパ球と協力して、がん細胞を破壊します。

しかし、毎日数千個もがん細胞はできるため、これらを破壊するためには毎日新しいINF-γを供給することが必要です。

今から40年以上前から、INFは丸山ワクチンの主成分としてがんの治療に用いられてきましたが、2001年に以下の注目される報告がありました。

シェンカラン.Jら（参考文献[12]）は、野生種マウス（以後Aとします）、組み替え遺伝子破壊免疫不全マウス（同様にB）、INF-γ非感受性マウス（同様にC）と、BとCの性質を持ったマウス（同様にB+C）について、発がん物質に対する感受性を調べました。その結果B、C、B+Cはいずれもより感受性はありましたが、大きい差は認められませんでした。ところが、発がんはB+Cが顕著であったことから、INF-γはリンパ球の協力で発がん物質由来の肉腫や自然発生上皮がんの進展を予防していることがわかりました。

ですから、INF-γにはがん治療効果のみではなく、発がんを防御する効果があることもわかったわけです。

INF-γによる発がん防御とがん細胞の破壊について、図Ⅱ-4に示しました。この図に示された発がん防御とINF-γとの関係は、くり返しになりますが、まず好中球が細菌を貪食して、INF-γを分泌してマクロファージを活性化し、自然治癒が強化され、発がんを防御します。も

う1つはこれも前述しましたように、体内に侵入したウイルスに感染したリンパ球からINF-γが分泌され、これによりNK細胞は活性化されリンパ球の助けを借りて、がん細胞を破壊します。その破壊された細胞の処理は、同様にINF-γにより活性化されたマクロファージが処理します。

すなわち、その防御には立派な免疫機構があったわけです。

NK細胞と同じリンパ球系のNKT細胞も存在しておりこの細胞もがん細胞を撃退します。しかし、作用機序はNK

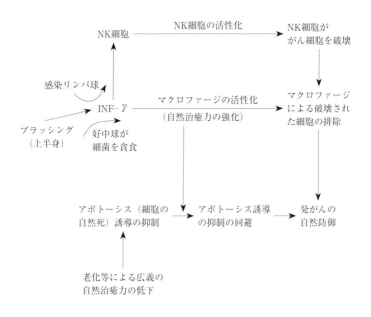

図Ⅱ-4　NK細胞とINF-γと自然防御（力）

細胞のそれとは異なっています。

　なお、がんの性質が強くかつその進展も早いものに関しては、この防御作用が追いつかない場合はあります。

4．CKD改善と運動強度

　まず、起床時に上半身のブラッシングとともに、両脇腹の腎臓近辺を4、5回ブラッシングします。これはマクロファージの活性化とともに、腎臓の位置を自身に意識させる意味があります。次に、その場所を目標に柔軟体操を実施します。これは別にハードにする必要はなく、時間も1～2分でよいのですが、一生続けるつもりで毎日実施する必要があります（この体操は4メッツ※以下でしょうか、次ページをご参照ください）。この腎臓を意識して運動することは、心を1か所に集中して効果を高めるヨーガの総持の考えから取り入れたものです。さらに、筆者も数年前に、脇腹を痛めた時にこれを実施して、思ったより早めに治った経験があります。

　CKDの運動量の選択は血圧、尿蛋白、腎機能を見ながら調節することになっています。従って、この例については、
血圧：約135－約85mmHgで安定しています
尿蛋白：CKD治療を開始することを決めたときは（＋）

でしたが、その数日後自宅で（−）を確認して、柔軟体操を開始しました

腎臓機能：中等度～高度低下（ステージG3b、G3a）でした（なお、運動を実施する場合はかかりつけの医師にご相談ください）。

※メッツによる運動の分類
　　1メッツ　　安静
　　2メッツ　　ぶらぶら歩き　ストレッチ等
　　3メッツ　　普通歩き
　　4メッツ　　少し早く歩く　ラジオ体操等
　　5メッツ　　早歩き　ゴルフ等
　　6メッツ　　ジョギング　水泳等
　　7メッツ　　登山　サッカー等
　　8メッツ　　競泳　なわとび等
　　9メッツ　　階段を早く昇る
　　10メッツ　　マラソン　柔道等

詳しくは腎疾患の生活指導・食事療法ガイドライン（日本腎臓学会、東京医学社、1998）をご参照ください。

5．慢性腎臓病(CKD)の改善と自然治癒(力)

この項は、少々ややこしくなりますので、先に粗筋を記することにします。ようするに、CKDが改善したことは、生理的か病的老化の改善のうちどちらなのか知りたいわけ

です。ところが運動によりCKDの改善があった場合、これは生理的老化の改善であると予想されますが、この老化は下記のように0.2mL／分／1.73㎡（以下単位は省略します）と早見表からわかるため、この改善は病的老化の改善によるものと考えてしまうことになり、なかなか結論を出し難いこと。それが大きい問題ではないにしても、この改善には自然治癒（力）が関係していることだけは確かだろうということです。ですから、改善前後のeGFR値の差3.9（実際には4.1になりますが）で、この値は現時点では図Ⅰ-5のように、病的な老化の改善であると考えました。

　ところが、まず降圧剤のCKD改善作用は、高血圧で糸球体に負担がかかっていること。さらに、直接糸球体に負担をかけている蛋白質を食事療法で負担を少なくしていること、この２つの作用を考えますと、CKDの病的老化を治すというよりもむしろ障害となっているものを除く作用だと考えられます。ですから、ここで運動として実施した柔軟体操のCKD改善効果等を注目することになったわけです。

　ここまではよいのですが、その運動は生理的な老化を改善するところから出発しております。そんなわけで、この１年間のeGFR3.9の改善はどう考えたらよいかということになります。そこで考えられることが、図Ⅰ-5のようになります。すなわち、上記しましたように降圧剤や蛋白質制限食によって障害となっていることが取り除かれて、回

復が可能になった糸球体を、自然治癒力が改善し、かつ改善されつつある生理的老化も後押しした。このような状況を考えたわけです。

　この小冊子の表題は「慢性腎臓病改善と自然治癒（力）」でした。１例のみの結果でしたが、CKDが改善されたことは確かです。そして、降圧剤は用いていますが新たな薬剤の服用はないし、手術にもたよっていないわけです。そうなりますと、このCKDの改善例は、〈Ⅰ-8　運動はCKDの改善につながるか〉でも記しましたように、自然治癒力が関係していることだけは確かだろうというわけです。
　病的か生理的老化なのかは厳密な分類ではないと思います。従って、あまりこだわる必要はないですし、現時点では１例のみの結果で短絡的とは思いますが、以上のように考えられます。

　なお、このような改善例は現在までにあったかも知れません。しかし、腎臓の専門医にかかる以前の段階であるため、記録に残っている例があったとしても、大変少ないと考えられます。

参考：eGFR男女・年齢別早見表とCKDステージについて
　当小冊子の症例は、CKD診療ガイド2012に、日本腎臓学会編のCKDステージに従いました。従って詳しいことについては、このガイドを参照していただきたいのです

が、従った以上そのアウトラインは、記す必要があると考えましたので以下に記しました。

1）早見表の使い方とその表について

　年齢とCr値からこの表（図Ⅰ-7に略図があります）より、eGFR値を読み取ります。その値で判定されるステージは普通G1、G2、G3a、G3b、G4、G5の6ステージです。この表ではG1とG2はG1＋2となっていますので5ステージです（このガイドには、詳しくは16ステージの場合も記されています）。

　一般の人の場合は上方に記した血清Crに基づくeGFR推算式の表を用いますが、下肢を失ったり筋量が極端に少ない人は下方の血清シスタチンCに基づく表を用います。その使用法は、例えば65歳の人が血清Cr値が1.5mg／dℓ（Crの基準値は男女性それぞれ0.61〜1.04、0.47〜0.75mg／dℓです）で、尿糖・尿蛋白ともに（－）の患者さんとします。例をあげますと、65歳までCr値が、1.50mg／dℓの人だと、eGFR値が男女性それぞれ37.6、27.8mL／分／1.73m²の人は、男性ではステージG3bで腎臓食を必要とするステージです。女性の場合はステージ4となり、専門医を紹介され腎臓食はもちろん必要で、かつ人工透析導入を視野に入れないといけないステージということになります。

　ですから、性別や年齢と血清Cr値から直ちにその病態を知ることができ、その点大変便利な表ということになり

ます。

この表におけるeGFR値：推算糸球体ろ過量（mL／分／1.73㎡）は下の式がもとになっています。

GFR：糸球体ろ過率（mℓ／min）

$$= \frac{尿Cr値(mg／dℓ)×1分間尿量}{血清Cr値(mg／dℓ)} × \frac{1.48}{体表面積(㎡)}$$

eGFR値（mL×分×1.73㎡）は、$194 × Cr^{-1.094} × 年齢^{-0.287}$によるものです。

女性は、このeGFRにさらに×0.739したものから算出します（シスタチンCに基づく値は、CKD診療ガイド2012をご参照ください）。

2）CKDステージについて

CKDステージG1、G2、G3a、G3b、G4、G5の範囲とeGFR値は、それぞれ90以上、89〜60、59〜45、44〜30、29〜15、14以下mL／分／1.73㎡です。CKDの患者さんはG3a以上とされています。なお、それぞれのステージについて、詳しい注意事項が記されていますが、特にステージG4以上は、人工透析導入を視野に入れておく必要のあるステージとなっています。

あとがき

　当小冊子は、基本的には闘病記ですが、それでも記憶に残しておいていただいてよさそうなことや、本文に書けなかったことがあります。それをあげさせていただきたいと思います。

　まず、散歩や適度の運動は生活習慣病では推薦されていますが、腎臓のためにも大変よいということ。

　次に、これは本文にも記しましたが、急に上昇した血清クレアチニン値はまれに下がることがありますが、慢性でじりじり上昇したこの値は、普通不可逆とされていることです（当小冊子では、およばずながらそんなこともないのではないかと挑戦しているのですが）。

　さらに、クレアチニン値のことで、筆者の思い過ごしかも知れませんが、このクレアチニン値の基準値の上限が男女それぞれ1.04、0.79mg／dℓと非常に小さい値ということです。その結果、病気を深刻にとらえるのに障害となっているのではないかと懸念されることです。さらにその検査値は不可逆なのです。ちなみに肝機能のGOT、GPTの基準値はそれぞれ40、45IU／ℓで、10以上上昇しても良くなれば短期間で下降したりします。腎機能の尿素チッ素も同様に20mg／dℓですが、10mg／dℓぐらいの上昇は浮腫等で見られ、良くなれば短期間で下降します。

　我々の年代だと子供の頃の肉魚乳製品等の蛋白質の多い

食品は、「筋肉や血液になるのだからしっかり食べなさい」とよく言われたものでした。ところが高齢になるとどうですか、蛋白質は慢性腎臓病の元凶のように言われるようになっているのです。これは、一寸不思議な気がします。しかし、命にかかわることなので、不思議なんてのんきなことを言ってはいられないわけです。

　実は、筆者は病院でGFRやその他のクリアランスの測定を10年以上担当していました。そこで、自分がそれらの検査に関係の強いCKDに罹患したからには、その改善法を考案することも、検査業務の続きのような気もしてきたわけです。

　最後に、人体で心臓は血液循環、腎臓は尿のろ過や排泄等動的な大仕事をしていますが、前者は主に生きるために、後者はよりよく生きるためにあるような気がします。そのよりよく生きるためには、手入れ（蛋白摂取制限や運動等）が必要であるということになります。

　なお、CKD診療ガイド2012の姉妹編のようなエビデンスCKD診療ガイドライン2013に、アルコール摂取（エタノール10〜20g／日程度）はGFRを維持し、蛋白尿を減少させる可能性があるという記載があります。しかし、それ以外にこれらの本や他のCKDに関する２、３の本の中には、筆者の調べた範囲ではCKDの改善に関する記載はありませんでした。

参考文献

1）CKD診察ガイド2012；日本腎臓学会編、東京医学社、2012
2）山崎敏子、告発人工透析死；現代書林、1998
3）佐々木成編、水とアクアポリンの生物学；中山書店、2008
4）Imai, E.et al Hypertens Res 31；433-441、2008
5）内科学10版；朝倉書店、2013（伊崎貞嘉；11-2、慢性腎臓病）
6）中川美典、自然治療に挑戦；ネオ書房、2002
7）生活習慣病予防研究会編、生活習慣のしおり；社会保険出版社、2006
8）F. ゴーブル、マズローの心理学；産業能率大学出版部、2002
9）本明寛監修、最新・心理学序説；金子書房、2002
10）野口京子、健康心理学；金子書房、1998
11）安保徹、免疫革命；講談社インターナショナル、2004
12）シェンカラン、V. Nature 410；26、1107〜1111、2001

以下は考え方の構築に参考とさせていただきましたが、部分的なのでその箇所は省略しました。

13）分子細胞生物学辞典第2版；東京化学同人、2008
14）最新医学大辞典第3版；医歯薬出版編纂、最新医学大事典編集委員会　代表 村松正實、2005
15）南山堂医学大辞典第19版；南山堂　代表者 鈴木肇、2006
16）医学書院、医学大辞典第1版；医学書院、総編集 伊藤正男他、2003

三宅　洋左（みやけ　ようすけ）

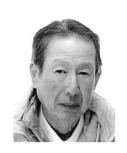

昭和15年生まれ。同42年上智大学理工学部化学科卒業。国立東京第二病院（現在の独立行政法人国立病院機構・東京医療センター）研究検査科に就職。同49年北里衛生科学専門学院（二部）卒業。平成13年国立病院東京医療センターを退官。

著書：
医療最前線としての血小板検査（ラボ・サービス　平成11年）
増補・知っておきたいマグネシウムの役割（けやき出版　平成17年）
その他、臨床検査関係の論文　10数編

慢性腎臓病(CKD)の改善と自然治癒(力)
―私の闘病体験から―

2015年5月1日　第1刷発行

著　者　三宅　洋左

発　行　株式会社 けやき出版
　　　　東京都立川市柴崎町3-9-6 高野ビル1F
　　　　TEL 042-525-9909　FAX 042-524-7736

DTP　ムーンライト工房
印　刷　株式会社 平河工業社

ⓒYOUSUKE MIYAKE 2015 Printed in Japan
ISBN978-4-87751-536-2　C0095